Table des matières

Préface..2
Réception..5
Anamnese..11
Massage...23
Thérapie manuelle...28
Facilitation neuromusculaire par la proprioception.......38
Mulligan...43
Exercices..46
Reprise de la marche..53
Drainage lymphatique..55
Electrothérapie...59
Rééducation du périnée......................................62
Thérapie respiratoire..67
Pratique..70
Mot de la fin..72
Bibliographie...73

Préface

Qui suis-je ?

je m'appelle Caroline Braun et je suis la créatrice du Little Physio.

J'ai fait des études de traduction et travaillé comme traductrice indépendante pendant plusieurs années avant de changer complètement de voie et de devenir kinésithérapeute.

Cela fait maintenant plus de dix ans que je travaille dans la kinésithérapie, au début dans des hôpitaux et ensuite dans des cabinets.

Pourquoi le Little Physio ?

Tout au long de ces années, je me suis rendue compte des problèmes que posait le **manque de compréhension entre thérapeutes et patients étrangers** et des **conséquences désastreuses de cela sur la thérapie et la guérison des patients.**

Beaucoup de personnes disent que c'est au patient d'apprendre la langue du pays dans lequel il vit mais ce n'est pas toujours possible ou pas encore fait.

De plus, certains patients sont ici en vacances, ils visitent des membres de leur famille ou sont là pour le travail.

En tant que kinésithérapeute, je ne suis pas là pour juger mais pour effectuer ma thérapie et c'est à moi de me donner les moyens de la faire du mieux que je peux.

C'est la raison pour laquelle j'ai créé le Little Physio.

Ce **traducteur** est composé de **plusieurs centaines de phrases** qui permettent au thérapeute de **communiquer avec le patient étranger** et d'**effectuer sa thérapie beaucoup plus rapidement et facilement.**

Pour une utilisation simple, le livre est divisé en plusieurs chapitres comme "réception", "massage", "exercices", "drainage lymphatique" etc.

Ainsi, il est beaucoup plus facile et rapide de trouver les phrases dont vous avez besoin.

Pour compléter le livre, vous avez l'opportunité de vous procurer l'application pour téléphone mobile android, tablette android, ou bien Iphone ou Ipad.

L'application "Littlephysio" est disponible sur le Googleplaystore et sur l' appstore de Apple.

L'application est une version audio du livre, elle permet à votre portable ou à votre tablette de "parler" à votre place.
Vous appuyez sur la phrase que vous voulez et votre portable dit la phrase au patient dans sa langue.

Vous pouvez voir une démonstration à cette adresse: youtube ou littlephysio.com

Je pense que lorsqu'on devient kinésithérapeute, c'est parce qu'on désire aider son prochain et ceci qu'il parle notre langue ou pas.

Maintenant, c'est possible :)

Caroline Braun

Réception

Reception

1. Bonjour
Hello

2. Je suis...
My name is

3. Avez-vous une ordonnance?
Do you have a doctor's prescription?

4. OUI
Yes

5. NON
No

6. Avez-vous une carte vitale?
Do you have your insurance card?

7. Pouvez-vous apporter votre carte vitale la prochaine fois?

Would you please bring the insurance card next time?

8. Pouvez-vous m'écrire votre numéro de téléphone, s'il vous plait?

Would you please write down your phone number?

9. Il y a une erreur sur l'ordonnance, vous devez retourner chez le medecin pour qu'il la corrige.

There is a mistake in the prescription. You have to go back to your doctor and have him issue a new one.

10. Avez-vous un rapport du médecin / des radios, des tomographies?

Do you have a report / X-ray / CT- images from your doctor?

11. Pouvez-vous amener les radios, les tomographies la prochaine fois?

Would you please bring the x-rays / the report with you next time?

12. Voici vos rendez-vous

Here are your appointments

13. Si les rendez-vous ne vous conviennent pas, dites le moi

If these appointments don't work for you, please let me know.

14. Ça ne va pas?

This one doesn't work?

15. Pas ce jour là?

Not on this day at all?

16. Plutôt le matin

Rather in the morning?

17. Plutôt l'après-midi

Rather in the afternoon?

18. Lundi

Monday

19. Mardi

Tuesday

20. Mercredi
Wednesday

21. Jeudi
Thursday

22. Vendredi
Friday

23. Samedi
Saturday

24. Dimanche
Sunday

25. Je suis désolée, vous êtes en avance
I'm sorry, you are too early

26. Je suis désolée, vous êtes en retard
I'm sorry, you are too late

27. Ce n'est pas possible cette semaine
This week won't work

28. Ce n'est pas possible aujourd'hui
Today doesn't work

29. A partir de la semaine prochaine
Not before next week

30. A partir du mois prochain
Not before next month

31. La / le thérapeute est en vacances
The therapist is on vacation

32. La / le thérapeute est malade
The therapist is ill

33. Voulez vous un autre thérapeute ?
Would you like to work with a different therapist?

34. OUI
Yes

35. NON
No

36. Voulez vous avoir le / la même thérapeute?
Would you like to continue with the same therapist?

37. Voulez vous attendre que le / la thérapeute revienne?
Would you rather wait until your therapist is back?

38. Voici votre facture.
Here is your bill.

39. Voulez vous payer maintenant ?
Would you like to pay now?

40. Voulez vous payer contant?
Do you want to pay cash?

Anamnese

Anamnesis

1. Deshabillez vous s'il vous plait
Please undress

2. Pouvez-vous enlevez votre haut?
Can you please take off your top ?

3. Pouvez-vous enlever votre pantalon?
Can you please take off your pants?

4. Pouvez-vous enlever votre jupe?
Can you please take off your skirt?

5. Avez-vous des douleurs?
Are you in pain?

6. oui
Yes

7. Non

No

8. Montrez moi où vous avez des douleurs

Show me where it hurts

9. Où sont vos douleurs ?

Where does it hurt?

10. Les douleurs se diffusent-elles dans le bras?

Is the pain radiating into your arm?

11. Les douleurs se diffusent-elles dans la jambe?

Is the pain radiating into your leg?

12. Où les douleurs se diffusent-elles?

Where does the pain radiate into?

13. Montrez moi

Show me

14. Avez-vous des zones insensibles?
Do you feel numbness?

15. Où?
Where?

16. Avez-vous des paralysies, faiblesses musculaires?
Do you have paralytic symptoms?

17. Avez-vous des fourmis?
Do you feel formication?

18. Où?
Where?

19. Depuis quand?
When did it start?

20. Depuis plusieurs jours
For days

21. Depuis plusieurs semaines
For weeks

22. Depuis plusieurs mois
For months

23. depuis plusieurs années
For years

24. Comment est la douleur?
What does the pain feel like?

25. Lancinante
Acute

26. Diffuse
Dull

27. Par élancements
Dragging

28. La douleur a-t-elle commencé doucement?
Did the pain develop slowly?

29. La douleur a-t-elle commencé d'un seul coup?
Did the pain develop fast?

30. La douleur persiste-t-elle longtemps?
Does the pain last for a long time?

31. Plusieurs secondes
Several seconds

32. Plusieurs minutes
Several minutes

33. Plusieurs heures
Several hours

34. Plusieurs jours
Several days

35. Avez-vous eu un accident?
Did you have an accident?

36. Avez-vous déjà recu des soins ?
Have you had treatment yet?

37. Oui
Yes

38. non
No

39. Faites vous de l'hypertension?
Do you have high blood pressure?

40. Avez-vous le diabète?
Do you have diabetes?

41. Avez-vous des vertiges?
Are you dizzy?

42. Etes vous enceinte?

Are you pregnant?

43. Depuis combien de mois?

What month?

44. Prenez vous des antidouleurs?

Do you take pain killers?

45. Prenez vous des anticoagulants? / des médicaments?

Do you take blood thinning medication?

46. Avez-vous des problèmes de thyroide?

Do you have problems with your thyroid?

47. Avez-vous des problèmes cardiaques?

Do you have heart problems?

48. Avez-vous des maux de tête?

Do you have a headache?

49. Vous êtes vous fait opérer?

Did you have surgery?

50. Quand vous êtes vous fait opérer?

When did you have surgery?

51. Il y a quelques jours

A few days ago

52. Il y a quelques mois

A few months ago

53. Il y a quelques années

A few years ago

54. Vous devez aller chez le médecin

You have to see a doctor.

55. Avez-vous des douleurs liées à une activité / pendant une activité?

Does it hurt when you are moving?

56. Avez-vous des douleurs au repos?
Do you have pain while resting?

57. Quand les douleurs sont-elles maximales?
When does it hurt most? When is the pain worst?

58. Le matin
In the morning

59. Le soir
In the evening

60. La nuit
At night

61. Toujours pareil
Always the same

62. En marchant quand ça monte
While going up

63. En marchant quand ça descend
While going down

64. En montant les escaliers
Going up the stairs

65. En descendant les escaliers
Going down the stairs

66. Quand vous restez assis(e) longtemps?
While sitting for a long time

67. Après être resté assis(s) longtemps?
After sitting for a long time

68. Lors de très petits mouvements?
While doing small movements?

69. Êtes vous allé(e) à l'hôpital/ en cure?
Were you in the hospital / in rehab?

70. Combien de temps?
For how long?

71. Plusieurs jours
Several days

72. Plusieurs semaines
Several weeks

73. Plusieurs mois
Several months

74. Quand êtes vous sorti(e) de l'hôpital?
When did you get discharged from the hospital?

75. Hier
Yesterday

76. Avant-hier
The day before yesterday

77. Il y a quelques jours
A few days ago

78. Combien ?
How many?

79. Il y a quelques semaines
A few weeks ago

80. Il y a quelques mois
A few months ago

Massage

Massage

1. **Pouvez-vous vous déshabiller**
   Please get undressed

2. **Pouvez-vous enlever votre haut?**
   Can you please take off your top?

3. **Pouvez-vous enlever votre pantalon?**
   Can you please take off your pants?

4. **Pouvez-vous enlever votre jupe?**
   Can you please take off your skirt?

5. **Couchez vous sur le dos**
   Lie down on your back

6. **Couchez vous sur le ventre**
   Lie down on your stomach

7. Couchez vous sur le côté droit
  Lie down on your right side

8. Couchez vous sur le côté gauche
  Lie down on your left side

9. La tête ici, s'il vous plait
  This is for your head

10. Voulez vous une couverture?
  Would you like a blanket?

11. Avez-vous froid
  Are you cold?

12. Avez-vous trop chaud?
  Are you too warm?

13. Mettez votre bras drois en bas
  Put your right arm down

14. Mettez votre bras drois en haut

Put your right arm next to your head

15. Mettez votre bras droit le long du corps

Align your right arm alongside your body

16. Mettez votre bras gauche en bas

Put your left arm down

17. Mettez votre bras gauche en haut

Put your left arm next to your head

18. Mettez votre bras gauche le long du corps

Align your left arm alongside your body

19. Asseyez vous, s'il vous plait

Sit down please.

20. Détendez vos épaules

Relax your shoulders

21. Regardez devant vous

Please look straigt ahead

22. Ça fait mal?

Does it hurt?

23. Est-ce que je vous fais mal?

Do I hurt you?

24. Montrez moi ou ça fait mal

Show me where it hurts.

25. Est-ce-que la pression est bonne / est-ce que j'appuie bien?

Is the pressure ok?

26. OUI ?

Yes?

27. NON?

No?

28. Plus fort ?
   Harder?

29. Moins fort?
   Softer?

30. C'est mieux?
   Better?

31. C'est moins bien?
   Worse?

Thérapie manuelle

Manual therapy

1. Pouvez-vous vous déshabiller
   Please get undressed

2. Pouvez-vous enlever votre haut?
   Can you please take off your top?

3. Pouvez-vous enlever votre pantalon?
   Can you please take off your pants?

4. Pouvez-vous enlever votre jupe?
   Can you please take off your skirt?

5. Où Avez-vous mal / des douleurs?
   Where does it hurt?

6. Est ce que vous allez mieux depuis la dernière thérapie?

Has it improved since the last treatment?

7. Est-ce moins bien qu'avant?

Has it gotten worse?

8. Avez-vous plus de douleurs maintenant?

Has the pain increased?

9. Avez-vous moins de douleurs maintenant?

Has the pain gotten less?

10. Où sont les douleurs maintenant / où Avez-vous mal maintenant

Where does it hurt now?

11. Tenez vous sur une jambe

Stand on one leg please.

12. Maintenant, tenez vous sur l'autre jambe

Please stand on the other leg now.

13. Tenez vous debout seulement sur les talons
Stand on your heels

14. Tenez vous debout sur la pointes des pieds
stand on your tiptoes

15. Asseyez vous
Sit down please

16. Faites le dos rond
Round your back

17. Mettez la tête en avant / posez le menton sur votre sternum
Put your chin to your chest

18. Ça tire?
Does it pull?

19. Ça fait mal / C'est douloureux?
Is it painful?

20. C'est moins douloureux comme ça?
Is the pain less now?

21. C'est plus douloureux comme ça?
Is the pain worse now?

22. C'est mieux ?
Better?

23. C'est pire?
Worse?

24. Soulevez la tête
Put your head back

25. Regardez en l'air
Lift your head up, look up

26. Regardez vers le bas / baissez la tête
Put your head down, look down

27. Tournez la tête à gauche
Turn your head to the left

28. Tournez la tête à droite
Turn your head to the right

29. Penchez la tête à gauche

Tilt your head to the left

30. Penchez la tête à droite

Tilt your head to the right

31. Détendez / restez détendu(e)

Relax

32. N'essayez pas de m'aider, je fais le mouvement, vous restez détendu(e)

Do not help. I will do the movements, you relax

33. Levez les bras

Put your arms up

34. Levez le bras droit

Put your right arm up

35. Baissez le bras droit

Put yourRight arm down

36. Levez le bras gauche

Put your left arm up

37. Baissez le bras gauche
   Put your left arm down

38. Pliez la jambe
   Bend your leg

39. Tendez la jambe
   Extend your leg

40. Pliez le genou
   Bend your knee

41. Tendez le genou
   Extend your knee

42. Levez la jambe
   Lift your leg

43. Couchez vous sur le dos
   Lie on your back

44. Couchez vous sur le ventre
   Lie on your stomach

45. Couchez vous sur le côté droit
Lie on your right side

46. Couchez vous sur le côté gauche
Lie on your left side

47. La tête ici, s'il vous plait
Put your head here, please

48. Asseyez vous
Sit down

49. Faites le mouvement avec moi.
Please participate with ease

50. Poussez contre ma pression
Press against my resistance

51. Poussez plus fort
Press harder

52. Poussez moins fort
Press not so hard

53. Ceci est un exercice à faire à la maison
This is an exercise to do at home

54. Pliez les jambes et posez les pieds sous les genoux
Bend your legs and pull your knees to your thighs

55. Contractez les muscles du ventre / faites marcher vos abdominaux
Tighten your Abdomen

56. Contractez les muscles fessiers
Squeeze your buttocks

57. Contractez les muscles des jambes
Tense your legs

58. Contractez les muscles des bras
Tense your arms

59. Détendez vos muscles / vous
Relax

60. Il est possible que ça fasse un peu mal
It might hurt a little

61. Je vous montre, ensuite vous le faites
I will show you first, then you repeat

62. Faites trois séries à 10 répétitions
Do 3 sets with 10 repetitions

63. Faites trois séries à 15 répétitions
Do 3 sets with 15 repetitions

64. Faites trois séries à 20 répétitions
Do 3 sets with 20 repetitions

65. Faites trois séries à 30 répétitions
Do 3 sets with 30 repetitions

66. Une fois par semaine
Once a week

67. Deux fois par semaine
Twice a week

68. Trois fois par semaine
Three times a week

69. Une fois par jour
   Once a day

70. Deux fois par jour
   Twice a day

71. Trois fois par jour
   Three times a day

72. Faites l'exercice devant le miroir
   Do the exercise in front of a mirror

73. Asseyez vous devant le miroir
   Sit down in front of a mirror

74. Restez debout devant le miroir
   Stand in front of a mirror

75. Ça ne doit pas faire mal
   It is not supposed to hurt

76. Ça ne doit pas arriver
   This is not supposed to happen

Facilitation neuromusculaire par la proprioception

PNF

1. Couchez vous sur le dos
   Lie on your back

2. Couchez vous sur le ventre
   Lie on your stomach

3. Couchez vous sur le côté droit
   Lie on your right side

4. Couchez vous sur le côté gauche
   Lie on your left side

5. La tête ici, s'il vous plait
   Put your head here, please

6. Je vous montre comment faire le mouvement.
   I will show you what the movement should look like

7. Je fais le mouvement, vous laissez le bras détendu
   I will do the movement, relax your arm

8. Je fais le mouvement, vous laissez la jambe détendue
   I will do the movement, relax your leg

9. Maintenant, appuyez/poussez contre ma pression
   Press against my resistance now

10. Ouvrez les doigts et la main
   Open your hand and extend your fingers

11. Fermez les doigts et la main
   Close your hand aroung mine

12. Tendez le coude
   Extend your arm

13. Pliez le coude
   Bend your elbow

14. Levez la jambe
   Put your leg up

15. Baissez la jambe
Put your leg down

16. Contractez la jambe dans cette direction
Tense your leg in this direction

17. Pliez le genou
Bend your knee

18. Tendez le genou
Extend your knee

19. Pliez la hanche
Bend your hips

20. Tendez la hanche
Extend your hips

21. Détendez vous / détendez vos muscles
Relax

22. Plus
More

23. Moins
Less

24. Plus fort
Harder

25. Moins fort
Softer

26. Moins vite
Slower

27. Plus vite
Faster

28. Appuyez, poussez vers le haut
Press upward

29. Appuyez, poussez vers le bas
Press downward

30. Maintenant dans l'autre direction
Now in the other direction

31. En direction de l'épaule de l'autre côté

Towards your opposite shoulder

32. En direction de la hanche de l'autre côté

Towards your opposite hip

33. Vers l'oreille

Towards the ear

34. Vers le nez

Towards the nose

35. Vers la fenêtre

Towards the window

36. Vers la porte

Towards the door

37. Vers le mur

Towards the wall

38. Vers l'horloge

Towards the clock

Mulligan

Mulligan

1. Montrez moi quel mouvement vous provoque des douleurs

Show me which movement causes the pain

2. Détendez vous / restez détendu

Relax

3. Maintenant, recommencez le mouvement.

Repeat the movement once more

4. C'est mieux?

Is it better?

5. Avez-vous des douleurs en montant les escaliers?

Do you have pain going upstairs?

6. Avez-vous des douleurs en descendant les escaliers?

Do you have pain going downstairs?

7. C'est mieux comme ça?

Is it better like this? ça

8. Vous ne devez pas avoir de douleurs, si ça fait mal, dites stop.

You are not supposed to be in pain. Please say Stop if it hurts

9. Si la ceinture vous fait mal, je peux mettre un petit coussin entre vous et la ceinture.

If the strap hurts, I can put a pad between you and the strap

10. Vous pouvez faire cet exercice à la maison avec une serviette.

You can do this exercise with a towel at home

11. Vous pouvez faire cet exercice à la maison avec une bande élastique.

You can do this exercise at home with an elastic band

12. Vous pouvez faire cet exercice à la maison avec un baton.

You can do this exercise at home with a stick

13. Vous pouvez acheter la balle dans un magasin de sport.

The ball can be purchased at a sporting goods store

14. Vous pouvez acheter la bande élastique dans un magasin de sport.

The elastic band can be purchased at a sporting goods store

15. Elle doit être rouge

It should be red

16. Elle doit être verte.

It should be green

Exercices

Exercises

1. Pliez
Bend

2. Tendez
Extend

3. Contractez vos muscles
Flex

4. Détendez vos muscles
Relax

5. Le postérieur en arrière
Move your buttocks backwards

6. Contractez vos abdominaux / gardez les abdominaux contractés
Tense your abdomen / do not relax

7. Restez comme ça quelques secondes, ensuite détendez vos muscles

Remain like this for a few seconds, then relax

8. Il ne doit y avoir aucun mouvement.

Do not move

9. Ceci est pour la coordination

This is for your coordination

10. Faites trois séries à 10 répétitions

Do 3 sets with 10 repetitions

11. Faites trois séries à 15 répétitions

Do 3 sets with 15 repetitions

12. Faites trois séries à 20 répétitions

Do 3 sets with 20 repetitions

13. Faites trois séries à 30 répétitions

Do 3 sets with 30 repetitions

14. Faites une pause entre les séries

Take a break between the sets

15. Quelques secondes
A few seconds

16. Quelques minutes
A few minutes

17. Combien
How many

18. Une fois par semaine
Once a week

19. Deux fois par semaine
Twice a week

20. Trois fois par semaine
Three times a week

21. Une fois par jour
Once a day

22. Deux fois par jour
Twice a day

23. Trois fois par jour
Three times a day

24. Faites l'exercice devant le miroir
Do the exercise while standing in front of a mirror

25. Asseyez vous devant le miroir
Sit in front of the mirror

26. Restez debout devant le miroir
Stand in front of the mirror

27. Ceci est pour la musculation
This is for strengthening

28. Faites le tous les jours à la maison
Do it at home every day

29. Faites les exercices devant le miroir pour pouvoir corriger les erreurs.
Do the exercise in front of the mirror so that you can correct yourself

30. Cela ne doit pas arriver
This is not supposed to happen

31. Comme ça, c'est faux
This is wrong

32. Comme ça, c'est bien
This is correct

33. Lentement
Slow

34. Plus lentement
Slower

35. Vite
Fast

36. Plus vite
Faster

37. Pas de mouvements brusques
Don't jerk

38. Vous ne devez pas avoir de douleurs pendant des exercices.

Your are not supposed to be in pain during the exercise

39. Si vous avez des douleurs pendant les exercices, ne les faites plus et dites le moi la prochaine fois

If you are in pain doing the exercise please stop and tell me next time you are here.

40. Avez-vous fait les exercices?

Did you do the exercises?

41. Avez-vous eu des douleurs?

Did you feel any pain?

42. Montrez moi où vous avez eu des douleurs

Show me where it hurt?

43. Montrez moi comment vous faites l'exercice.

Show me how you do the exercises?

44. Tenez vous debout sur la jambe droite

Stand on your right leg

45. Tenez vous debout sur la jambe gauche

Stand on your left leg

46. Tenez vous debout sur une jambe

Stand on one leg

47. Ceci est pour l'équilibre

This is for balance

48. Essayez de ne pas tanguer

Try not to move

49. Essayez d'intégrer ce mouvement dans votre quotidien

Try to include this exercise in your daily routine

Reprise de la marche

Gait training

1. Tenez vous droit(e)
Stand straight

2. Faites des pas plus petits
Take smaller steps

3. Faites des pas plus grands
Take bigger steps

4. Faites des pas réguliers
Take regular steps

5. Roulez bien le pied
Roll your foot from heel to toe

6. D'abord le talon, ensuite le pied roule et se propulse en avant avec la pointe du pied

First on your heel, roll your foot, then press your foot forward to your toes

7. Les béquilles accompagnent toujours la jambe malade.

The crutch goes on the same side as your injured leg

8. Laissez les bras détendus le long du corps

Swing your arms loosely by your body

Drainage lymphatique

Lymphatic drainage

1. **On ne doit pas vous faire de prise de sang ou prendre votre tension à ce bras.**

   The blood pressure cannot be taken on this arm nor can blood be drawn

2. **Vous devez faire attention à ne pas vous blesser**

   Preferably you should not get hurt

3. **Vous ne devez pas prendre de bain brûlant ou prendre de bain de soleil**

   You are not allowed to take a hot bath or lie in the sun for too long

4. **Si vous remarquez une éruption cutanée, rendez vous immédiatement chez le médecin.**

   If you have a painful rash, see a doctor immediately

5. Surélevez les jambes souvent, plusieurs fois par jour.

Put your legs up multiple times per day

6. Surélevez la jambe souvent, plusieurs fois par jour.

Put your leg up several times a day

7. Surélevez le bras souvent, plusieurs fois par jour.

Put your arm up multiple times a day

8. Avez-vous un bas de compression?

Do you have a surgical stocking?

9. Avez-vous des bas de compression?

Do you have surgical stockings?

10. Vous devez porter le bas tous les jours.

You have to wear the stocking every day

11. Vous devez porter les bas tous les jours.

You have to wear the stockings every day

12. Vous devez porter le bas jour et nuit.

You have to wear the stocking night and day

13. Vous devez porter les bas jour et nuit.
You have to wear the stockings night and day

14. Vous ne devez pas porter de vêtements trop serrés.
You shouldn't wear tight-fitting clothes

15. Couchez vous sur le dos
Lie on your back

16. Tournez vous sur le ventre
Lie on your stomach

17. Pouvez-vous vous coucher sur le ventre ou préfèrez vous vous assoir?
Can you lie on your stomach or would your rather sit?

18. Assis(e)?
Sit?

19. Pliez la jambe et posez le pied sous le genoux
Put one leg up

20. Pliez les jambes et posez les pieds sous les genoux
Put both legs up

21. Rapprochez vous un peu de moi
Slide a little towards me

22. Mettez vous un peu plus à gauche
Slide to the left

23. Mettez vous un peu plus à droite
Slide to the right

24. Mettez vous un peu plus haut
Slide up

25. Mettez vous un peu plus bas
Slide down

26. Ça fait mal?
Does it hurt?

27. Ça ne doit pas faire mal
It shouldn't hurt

Electrothérapie

Electrotherapy

1. Je vais poser deux électrodes

   I will attach 2 electrodes

2. Je vais poser quatre électrodes

   I will attach 4 electrodes

3. Il n'y a pas encore de courant électrique

   There is no electricity yet

4. Je monte un peu la puissance électrique

   I will increase the electricity slowly

5. Dites le moi, dès que vous sentez l'électricité

   Tell me, as soon as you feel the electricity

6. Sentez vous l'électricité?

   Do you feel the electricity?

7. Ça doit être agréable

It should be comfortable

8. Est-ce agréable?

Is it comfortable?

9. Vous ne devez sentir qu'un léger courant électrique

You should feel the electricity only slightly

10. Je baisse maintenant la puissance électrique jusqu'à ce que vous ne sentiez plus le courant.

I will turn down the electricity until you can't feel it anymore

11. Cela va durer environ dix minutes

It will take about 10 minutes

12. Cela va durer environ quinze minutes

It will take about 15 minutes

13. Cela va durer environ vingt minutes

It will take about 20 minutes

14. Lorsque C'est terminé, je reviens enlever les électrodes.

I will take off the electrodes once it is finished

15. S'il y a un problème, appelez moi.

If you have a problem, call me

16. Je suis à côté

I will be next-door

Rééducation du périnée

Pelvic floor exercises

__Court__

1. Le périnée est un muscle qui se situe entre le pubis et le coccys.

The pelvic floor is the muscle between your pubic bone and your tailbone

2. Sa fonction principale est de fermer les ouvertures qui s'y trouvent.

Its function is mainly to close the openings there

3. Il travaille avec les muscles abdominaux et le diaphragme.

It works together with you abdominal muscles and your diaphragm

4. C'est pour cela que ces muscles doivent aussi travailler pour remuscler le périnée.

In order to strengthen your pelvic floor you have to use these muscles as well

5. Essayez de contracter le périnée en faisant comme si vous deviez aller aux toilettes mais que vous ne pouviez pas.

Try to tense your pelvic floor, acting like have to use the bathroom but you can't go

Long

1. Le Périnée est le muscle situé entre les os coxaux latéraux (les os sur lesquels on s'assoit) le coccyx et le pubis.

The pelvic floor is the muscle between ischial tuberosities, pubic and tailbone

2. La fonction principale du périnée est le contrôle de la continence. Grâce à un entrainement régulier, vous pourrez éviter une incontinence ou améliorer la situation dans le cas d'une incontinence déjà présente.

The pelvic floor helps to control the function of urinating and bowel movement. With regular training you can prevent incontinence or lessen exiting problems

3. Le périnée protège et soutient les organes situés dans le bassin. C'est pour cette raison qu'un entrainement du périnée permet d'éviter une descente d'organes.

In addition, the pelvic floor holds and supports the organs in your abdomen. Thats why regular pelvic floor training works against prolapse problems

4. **Afin de fonctionner correctement, le périnée travaille avec les muscles abdominaux et le diaphragme, le muscle respiratoire le plus important.**

   To fulfill these functions, the pelvic floor works with the abdominal muscles and the diaphragm, which is the most important respiratory muscle

5. **C'est pour cette raison qu'il faut faire travailler ces muscles afin de remuscler le périnée.**

   In order to strengthen your pelvic floor you have to use these muscles as well

6. **Essayez de contracter votre périnée en vous imaginant que vous fermer votre anus et votre vagin.**

   Try to tighten your pelvic floor, imagining closing your vagina and anus

7. **Essayez de contracter votre périéé en le contractant comme si vous aviez besoin d'aller aux toilettes mais que vous ne pouviez pas.**

   Try to tighten your pelvic floor, acting like have to use the toilet ▯but you can't go

8. Inspirez profondément, contractez votre ventre et expirez en même temps.

Inhale deeply. Exhale slowly tensing your abdominal muscles

9. Je vous montre et ensuite vous le faites.

I will show you, and then you do it

Thérapie respiratoire

breathing therapy

1. Inspirez par le nez
Inhale through your nose

2. Expirez par la bouche
Exhale through your mouth

3. Je vous montre, ensuite vous le faites.
I will show you, and then you do it

4. Lentement
Slowly

5. Plus lentement
Slower

6. Vite
Fast

7. Plus vite

Faster

8. Profondément

Deeply

9. Plus profondément

Deeper

10. Superficiellement

Casual

11. Moins profondément

More casually

12. Respirez plus dans le ventre

Inhale more into your abdomen

13. Le ventre doit devenir plus gros lorsque vous inspirez

Your abdomen should expand when inhaling

14. Posez vos mains sur le ventre

Put your hands on your abdomen

15. Posez vos mains sur la cage thoracique

Put your hands on your ribcage

16. Votre ventre doit faire bouger vos mains lorsque vous inspirez

Your hands should be moving on your abdomen when inhaling

Pratique

Useful

1. Bonjour
Hello

2. Au revoir
Goodbye

3. S'il vous plaît
Please

4. Merci
Thank you

5. Restez relaxé
Relax

6. C'est douloureux?
Does it hurt?

7. C'est mieux comme cela?
Is it better now?

8. Plus fort?
Harder?

9. Oui
Yes

10. Non
No

11. Je suis désolé, je ne comprends pas
I'm sorry, I can't understand you

Mot de la fin

Je tiens à dire merci à tous ceux qui m'ont aidé à écrire la série "Little Physio"

Merci aux traducteurs, aux correcteurs, à ma famille et à mes amis qui ont tous participé de près ou de loin à l'aventure.

Merci aussi à ceux qui ont prêté leur voix pour l'application "Little Physio" ainsi que pour les vidéos de présentation.

Un grand MERCI à mon mari, qui a programmé les applications pour Android et pour Iphone... et pour tout le reste aussi :)

Merci à vous, lecteur fidèle, d'avoir acheté ce livre ou même plusieurs de mes livres (voir page suivante)

et

si vous appréciez le Little Physio, merci de bien vouloir laisser un commentaire sur Amazon, ce serait très gentil de votre part :)

Bibliographie

Série Little Physio

- Français => anglais
- Français => espagnol
- Français => italien
- Français => allemand
- Français => turc

ou

The Big Little Physio

- Français => anglais, espagnol, italien, allemand, turc

Série Le petit coach

- Le petit coach pour plus de bonheur
- Le petit coach pour booster la confiance en soi

Caroline Braun

www.ingramcontent.com/pod-product-compliance
Lightning Source LLC
Chambersburg PA
CBHW071622170526
45166CB00003B/1151